BEI GRIN MACHT SICH IHR WISSEN BEZAHLT

AF144716

- Wir veröffentlichen Ihre Hausarbeit,
  Bachelor- und Masterarbeit

- Ihr eigenes eBook und Buch -
  weltweit in allen wichtigen Shops

- Verdienen Sie an jedem Verkauf

Jetzt bei www.GRIN.com hochladen und kostenlos publizieren

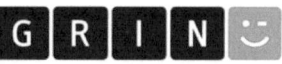

Bibliografische Information der Deutschen Nationalbibliothek:

Die Deutsche Bibliothek verzeichnet diese Publikation in der Deutschen National-
bibliografie; detaillierte bibliografische Daten sind im Internet über http://dnb.d-
nb.de/ abrufbar.

Impressum:

Copyright © 2019 GRIN Verlag
Druck und Bindung: Books on Demand GmbH, Norderstedt Germany
ISBN: 9783346163523

Dieses Buch bei GRIN:

https://www.grin.com/document/546665

Hannah-Deike Schwaldat

Change Management und Strategieimplementierung. Strategiewandel von Unternehmen im Gesundheitssektor

GRIN Verlag

GRIN - Your knowledge has value

Der GRIN Verlag publiziert seit 1998 wissenschaftliche Arbeiten von Studenten, Hochschullehrern und anderen Akademikern als eBook und gedrucktes Buch. Die Verlagswebsite www.grin.com ist die ideale Plattform zur Veröffentlichung von Hausarbeiten, Abschlussarbeiten, wissenschaftlichen Aufsätzen, Dissertationen und Fachbüchern.

Besuchen Sie uns im Internet:

http://www.grin.com/

http://www.facebook.com/grincom

http://www.twitter.com/grin_com

Deutsche Hochschule für

Prävention und Gesundheitsmanagement

Einsendeaufgabe

Fachmodul: Strategische Unternehmensführung II

Studiengang: Master of Arts Gesundheitsmanagement

Datum
Präsenzphase: 06.05.2019-09.05.2019

Name, Vorname: Schwaldat, Hannah-Deike

Studienort: **Hamburg**

1

Inhaltsverzeichnis

1 Bodo Müllers Plan

Bodo Müller ist Angestellter Marketing Direktor in der Gesundheits- und Medizintechnik AG im Bereich Vertrieb und möchte einen Strategiewandel im Unternehmen durchführen. In den folgenden Aufgaben wird sein Plan zum Strategiewandel analysiert.

1.1 Gründe für den Wandel

Bodo Müller will den Wandel aus folgenden Gründen durchführen: Zum einen werden die Investitionen in neue Geräte durch die niedrige staatliche Finanzierung der Krankenhäuser und durch neue Gesundheitsreformen immer geringer. Des Weiteren liegt die Kaufentscheidung neuer Geräte nicht mehr bei den Krankenhausärzten, sondern aus ökonomischen Gründen eher in der Einkaufsabteilung und in der Krankenhausadministration. Ein weiterer Aspekt für den Wandel ist die geteilte Meinung zur Erhöhung der Gesundheitsausgaben im Unternehmen. Hinzu kommt, dass durch die niedrige Wachstumsrate und die allgemeine politische Meinung die Gesundheitsausgaben nicht weiter zu erhöhen, weitere Erhöhungen von Gesundheitsausgaben ausbleiben, da zudem auch ein niedriges BIP- Wachstum und ein niedriges Bevölkerungswachstum besteht. Bodo Müller hat trotz der guten wirtschaftlichen Situation des Unternehmens das Gefühl, dass sich der deutsche Markt und die Kunden verändern und strebt deshalb einen Wandel an.

1.2 Aspekte des Strategiewandels

Bodo Müller möchte die Marketingstrategie ändern, in dem diese sich weniger auf die Bedürfnisse der Krankenhausärzte und mehr auf die Bedürfnisse des C-Levels, also des Geschäftsführers, CEO und FCO sowie CIO konzentrieren.
Des Weiteren möchte er wegen der Änderung des Kaufverhaltens eine ganzheitliche Lösung zur Effizienzsteigerung in den Krankenhäusern schaffen, um die Krankenhausadministration und die Einkaufsabteilung anzusprechen, die aus ökonomischer Sicht handeln.
Zusätzlich sollen Serviceleistungen verkauft werden und das Budget für das Marketing soll aus dem Budget der Vizepräsidenten generiert werden.

1.3 Barrieren und Widerstände

Mögliche Barrieren Bodo Müllers Plan könnten zum einen sein, dass das Budget der Vizepräsidenten zu gering ist, um davon etwas abzugeben. Bodo Müller sollte sich für seinen Plan vorerst mit der Geschäftsführung abstimmen, um die nötige Unterstützung zu erhalten den Wandel durchzuführen und damit diese den Wandel auch an die VPS kommuniziert.

Des Weiteren könnte es zu Komplikationen kommen, da das Marketing mit dem Wandel alle sieben Unternehmenseinheiten umfassen soll und nicht wie vorher jedes Unternehmen sein eigenes Marketing-Team hat. Das kann zu Widerständen der Marketingteams führen, die bisher für sich selbst verantwortlich waren und es möglicherweise nicht einsehen nun zu einem großen Team zu werden und ihre eigenen Interessen nicht mehr so stark vertreten zu können. Somit ist eine ganz neue Struktur des Marketingmanagements nötig, die Bodo Müller allerdings nicht allein organisieren kann. Dafür benötigt er die Unterstützung der Geschäftsführung.

Hinzukommt dass Bodo Müller durch seine rein rationale Präsentation durch harte Daten und Fakten die VPS nicht emotional angesprochen haben könnte, jedoch handeln Menschen eher aus Emotionen als aus rationalen Gründen. Somit fehlt den VPs die nötige Motivation und Erkennung der Wichtigkeit des Wandels. Bodo Müller muss jeden VP emotional erreichen, um ihn zum handeln zu bewegen.

2 Change Management

In der folgenden Aufgabe wird das Scheitern Bodo Müllers Plan nach Kotters 8-Stufen Modell analysiert und Ideen für eine bessere Strategie entwickelt.

2.1 Gründe für Scheitern

Die Gründe für das Scheitern an Bodo Müllers Plan werden anhand des 8-Stufen Modells nach Kotter (Reisinger et al., 2013, S.190) dargestellt.

4: Mangelnde Kommunikation der Vision

Bodo Müller hat im Meeting die Marketingpläne kommuniziert, jedoch war seine Vision nicht ausdrucksstark genug oder er konnte sie nicht wie oben schon genannt mit den notwendigen Emotionen füttern, sodass diese nicht zu den Teilnehmern des Meetings durchgedrungen ist. Die Vision muss für alle Anwesenden des Meetings klar verständlich sein und mit den Mitarbeitern vorher zusammen ausgearbeitet werden.

2: Stellen sie ein starkes Leistungsteam zusammen

Des Weiteren hatte Bodo Müller eine Arbeitsgruppe zusammen gestellt, von der jedoch nicht alle beim Kick-off-Meeting anwesend waren. Er sollte vor Beginn des Projekts ein Leistungsteam zusammenstellen, welches seine Vorstellungen und Visionen kennt und klare Aufgaben hat, für die sie lange genug Zeit haben.

3: Die Kraft der Vision wird unterschätzt

Hinzu kommt, dass Bodo Müller vor Beginn des Projekts keine klare Strategie vorliegen hatte, ohne die es schwer ist den Teilnehmern die Sinnhaftigkeit des Projektes näher zu bringen und verständlich die nächsten Schritte darzustellen.

6: Unfähigkeit schnelle Erfolge zu erzielen

Die Arbeitsgruppe, die Bodo Müller zusammen gestellt hat erzielte nur geringe Fortschritte.

2.2 Veränderungen meistern

Um aufzuzeigen, wie Bodo Müller den Wandel hätte erfolgreich durchführen können wird das Beschleuniger Modell nach Kotter herangezogen. Das ein Wandel geschehen muss wird in den meisten Unternehmen erkannt, jedoch scheitert es oft an der Durchführung und Umsetzung. Dazu soll das Beschleuniger Modell von Kotter den Prozess unterstützen und vereinfachen.

1: Gefühl der Dringlichkeit für eine bedeutende Chance wecken

Das Gefühl der Dinglichkeit bei den Mitarbeitern zu wecken ist der erste und einer der wichtigsten Schritte, da ohne das Bewusstsein der Notwendigkeit oder ohne das Warum die Motivation fehlt, um ins Handeln zu kommen. Um das Gefühl der Dringlichkeit zu wecken hätte Bodo Müller von Beginn an den Geschäftsführer mit beteiligen müssen und dafür sorgen müssen, der dann wiederum den Führungskräften der einzelnen Abteilungen die Dringlichkeit bewusst macht.

2: Aufbau und Pflege einer lenkenden Koalition

Bodo Müller hat für seinen Wandel eine Arbeitsgruppe erstellt. Die Koalition sollte jedoch aus Mitarbeitern aus allen Abteilungen bestehen, die alle die gleichen Mitspracherechte haben. In der Koalition sollten außerdem Führungskräfte und Mitarbeiter aus allen Hierarchien vertreten sein, die besonders herausragend sind.

3: Formulierung einer strategischen Vision und Entwicklung von Change-Initiativen

Bodo Müller hat die Vision im Meeting zu wenig ausgeführt und stellte hauptsächlich Daten und Fakten dar. Er sollte sich vorab die Vision genau aufschreiben und auch mit anderen Mitarbeitern zusammen entwickeln und emotionale Gründe oder Darstellungsweisen für den Wandel finden, um die Teilnehmer des Meetings vom Wandel zu überzeugen, denn nur rationale Daten und Fakten werden vergessen.

4: Kommunikation der Vision und der Strategie, um Unterstützung und Freiwillige zu gewinnen

Die Vision muss in dem Meeting klar dargestellt und präsentiert werden, damit die Mitglieder des Wandels diese verstehen und sich an der Umsetzung beteiligen wollen.

Wird die Vision nicht klar kommuniziert fehlt das Verständnis und die Akzeptanz für den zukünftigen Wandel.

5: Beseitigung von Hindernissen, um ein rasches Vorankommen zu ermöglichen

Die Strategieimplementierung durch Bodo Müller muss vorab geschehen, damit alle Mitarbeiter die Strategie verinnerlichen können und danach handeln und arbeiten können (Kaplan et al., 2001, S.12)

6: Zelebrieren von schnellen bedeutenden Erfolgen

Es ist wichtig, dass Bodo Müller die Erfolge, die bereits stattgefunden haben mit seiner Arbeitsgruppe feiert, um die Motivation der Mitarbeiter aufrecht zu erhalten (Schuhmann, 2018, S.189). So hätte er zum Beispiel das erste Meeting, welches noch Zustimmung und Interesse geweckt hat nacharbeiten können und den Teilnehmern sowie der Arbeitsgruppe

Feedback geben können. Des Weiteren hätte er nach dem Meeting mit der Arbeitsgruppe kleinere Teilziele festlegen können, um schnelle Erfolge zu erzielen.

7: Nicht nachlassen, stets weiterlernen und nicht zu früh den Sieg ausrufen

Bodo Müller hätte die Dringlichkeit des Wandels begründen müssen, um den Mitarbeitern bewusst zu machen, dass dieser essentiell ist um im Wettbewerb zu bleiben. Des Weiteren muss er auch darauf achten, dass er die Mitarbeiter trotz geringen Fortschritten weiterhin motiviert und nicht aufgibt. Außerdem muss er die Mitarbeiter in den Wandel miteinbeziehen, damit diese einen Grund haben die Arbeit motiviert und dauerhaft durchzuführen.

8: Institutionalisierung des strategischen Wandels in der Unternehmenskultur

Nach Kotter muss der neue Kurs in die Unternehmenskultur eingebaut werden (Kotter, 2015, S. 91). Das heißt Bodo Müller muss dafür sorgen, dass alle Managementprozesse an den Wandel angepasst werden und somit muss er auch vorher mit der Geschäftsführung und den Führungskräften der jeweiligen Abteilungen sprechen, um die Anpassungen der Strukturen zu verwirklichen.

3 Strategieimplementierung

In der folgenden Aufgabe wird davon ausgegangen, dass Bodo Müller die Strategie nach erfolgreicher Überzeugung der Marketing VPs und CEOs implementiert. Somit soll nun die Durchsetzung und die Umsetzung der Strategie geplant werden.

3.1 Durchsetzung

Bodo Müller sollte dafür sorgen, dass die Strategie vorerst so an die Mitarbeiter vermittelt wird, dass diese sich mit der Strategie identifizieren können und diese so verinnerlichen, dass sie erfolgreich gelebt wird (Kaplan, et al. 2001, S. 13). Dies kann zum Beispiel durch die bildliche Darstellung der Strategie in Meetings geschehen, damit sich die Mitarbeiter die Strategie besser einprägen können.

Des Weiteren sollte Bodo Müller und die Gesundheits- und Medizintechnik AG die Einweisung und Schulung der Strategie durchführen, indem sie beispielsweise die Mitarbeiter insbesondere die VPs in Kosten- und Einsparungsbewusstsein schulen, sowie die neuen Marketingteams und Arbeitsgruppen in Themen wie Teamarbeit, Projektleitung und Marketingbudgetplanung. Dafür kann Bodo Müller Referenten beauftragen, die die Mitarbeiter zu den verschiedenen Themen schulen.

Im Prozess der Differenzierungsstrategie sollten die Mitarbeiter gerade die der neuen Marketingteams in Kreativitätstechniken weitergebildet werden.

Im letzten Schritt der verhaltensbezogenen Strategieimplementierung soll die Schaffung eines Strategiebezogenen Konsens erfolgen. Durch die Umstrukturierung der Marketingprozesse in der Gesundheits- und Medizintechnik AG muss auch das Management teilweise umstrukturiert werden. Dabei kann es unter Umständen auch zu Konflikten kommen, wenn neue Teams geschaffen werden und neue Vorgesetzte der Teams festgelegt werden (Welge & Al-Laham, 2012, S.809).

Um diese Konflikte zu umgehen sollte Bodo Müller darauf achten, dass die Teilziele und Bereichsziele mit den persönlichen Zielen der Mitarbeiter übereinstimmen.

Des Weiteren sollten die neuen Strukturen klar formuliert sein und jeder Mitarbeiter sollte über diese informiert sein, um Verteilungs- und Durchsetzungskonflikten zu umgehen.

Zur Information der neuen Strukturen sollten Meetings geführt werden, in denen alle Mitarbeiter über die neuen Strukturen informiert werden. Des Weiteren sollten auch persönliche Gespräche mit den Mitarbeitern geführt werden, in denen sie über ihre neuen Aufgaben informiert werden und über ihre neue Hierarchiebene.

Als Implementierungsstil empfiehlt sich der Partizipationsstil, in dem die untere Hierarchiebene auch an der Änderung der Strategie in Form von kreativen Prozessen beteiligt ist und somit die Motivation der Umsetzung der neuen Strategie auch in den unteren Ebenen höher ist, als wenn diese allein von der oberen Führungsebene vorgegeben wird (Welge & Al-Laham, 2012, S. 809-811).

3.2 Umsetzung

In der Phase der Umsetzung sollte Bodo Müller und die Gesundheits- und Medizintechnik AG die Transformation strategischer Entscheidungen und Plänen in konkrete Aktionen umwandeln, in dem sie Maßnahmen formulieren und die Verantwortlichkeiten für diese festlegen. So wäre eine Maßnahme zum Beispiel ein neues großes Marketingteam zu gründen und in diesem Team dann Verantwortlichkeiten für die Teamleitung und Teilaufgaben festzulegen, sowie auch die Verantwortlichkeit festzulegen, wer dieses Team zusammensetzt und über die Verantwortlichkeiten und Aufgaben entscheidet. Des Weiteren sollten die Maßnahmen und Ziele immer nach Inhalt, Ausmaß und Zeit definiert werden, um die Ziele auch messbar machen zu können. Abschließend für die Transformation sollten die verschiedenen Aktionen in einen großen Aktionsplan umgewandelt werden, der einen klar strukturierten Überblick verschafft (Haake & Seiler, 2012, S. 117).

Zudem sollte der Punkt der Umsetzung genau gewählt werden und genug Zeit dafür eingeplant werden, um die Mitarbeiter, die auch schon im Alltagsgeschäft stark eingebunden sind nicht zu überfordern und sicherzustellen, dass die Umsetzung reibungslos verläuft. Außerdem sollten die Aufgaben auf mehrere Verantwortliche verteilt werden, um Einzelne nicht zu überlasten.

In der nächsten Phase muss eine Anpassung der Mitarbeiter an die neuen Aufgaben und Herausforderung erfolgen, sowie die Anpassung von Organisationsstrukturen, der Unternehmenskultur und der Managementsysteme (Behnam, Gilbert & Kreikebaum, 2011, S. 165-173).

Dafür sollte genau festgehalten werden welche Aufgaben durch die neue Strategie hinzugekommen sind, von wem diese zu erledigen sind und wie diese organisiert werden sollen. Das Ganze sollte für alle sichtbar in einem Organigramm festgehalten werden. Des Weiteren werden auch die Prozesse neu überdacht und geändert, in dem die Prozessverantwortung geändert wird oder eine Neuorganisation bereits bestehender Prozesse durchgeführt wird.

Die bestehende Unternehmenskultur sollte analysiert werden und mit der angestrebten Unternehmenskultur verglichen. Anschließend sollte analysiert werden, mit welchen Maßnahmen die angestrebte Unternehmenskultur zu erreichen ist. Dafür müssen gegebenenfalls neue Werte festgelegt werden, die an die Mitarbeiter angepasst werden. Um das neue Organisationsklima nachhaltig zu implementieren, sollten Anreiz- und Motivationssysteme geschaffen werden, um potenziellen Widerstand gegen den Wandel entgegen zu wirken und trotz dessen ein positives Arbeitsklima aufrecht zu erhalten (Hinterhuber, 2004, S. 216).

Im letzten Punkt der Umsetzung der Strategie sollte die Gesundheits- und Medizintechnik AG die Mitarbeiter mobilisieren und motivieren, um auch in schwierigen Zeiten des Wandels die Motivation aufrecht zu erhalten und die Effektivität der Arbeitsleistung sicher zu stellen. Da ein höheres Gehalt die Mitarbeiter nur kurzzeitig motivieren würde könnte die

Medizintechnik AG Veranstaltungen für die Mitarbeiter organisieren, um das Betriebs-
klima zu verbessern, denn nachweislich sind Mitarbeiter am motiviertesten, wenn die Ar-
beitsatmosphäre familiär und vertraut ist.

4 Balanced Scorecard

In der folgenden Aufgabe wird eine Balanced Scorecard entwickelt, die für den Wandel
in der Gesundheits- und Medizintechnik AG verwendet wird, um die Strategieimplementierung zu kontrollieren.

4.1 Ursache-Wirkungskette

1. Finanzielle Perspektive

In der Finanziellen Perspektive sollen die Kernziele der Liquidität und der finanziellen Stabilität des Unternehmens festgelegt werden (Venzin, et al., 2010, S. 32).

Dazu kann Bodo Müller als Argument verwenden, dass durch die Umverteilung der
Marketingkosten auf die VPs verschiedene Abteilungen liquide sind und somit im
Jahresabschluss stabiler sind.

2. Interne Geschäftsebene

Im Bereich der internen Geschäftsebene werden Parameter definiert, die einen
Einfluss auf die Herstellung von Produkten und die Bereitstellung von Dienstleis-
tungen haben (Venzin et al., 2010, S. 35). Bei der Gesundheits- und Medizintechnik AG steht die Dienstleistung bei der Betreuung der Administrations- und Ein-
kaufsabteilungen der Krankenhäuser im Vordergrund, da diese für den Einkauf
der Medizintechnik zuständig sind. Somit sollte die Bindung zu den Kunden in-
tensiviert und gepflegt werden. Des Weiteren sollte die Effektivität der Lieferkette
gesteigert werden, um die Kunden zufriedener zu machen.

3. Lernen und Entwicklung

Im Bereich Lernen und Entwicklung steht die lernende Organisation im Vordergrund (Welge & Al-Laham, 2012, S. 832). Um sicherzustellen, dass die Mitarbeiter der Gesundheits- und Medizintechnik AG strategische Kenntnisse erwerben und ausbauen, sollten regelmäßig Mitarbeiterschulungen stattfinden. Des Weiteren sollten die Mitarbeiter genügend Informationen über ihre Kunden erhalten, um diese besser einschätzen zu können. Es sollte eine praxisorientierte Unternehmenskultur geschaffen werden, um den Lerneffekt zu erhöhen und die Motivation am Lernen zu steigern. Die Gesundheits- und Medizintechnik AG sollte Lernen und Wissenstransfer fördern, um die Qualität der Ergebnisse zu erhöhen. Des Weiteren sollten für die Mitarbeiter Anreizsysteme geschaffen werden, die ihre Motivation zum Lernen steigern und aufrecht erhalten.

4. Kundenperspektive

Die Darstellung des Unternehmens aus der Kundenperspektive wird begutachtet. In wie fern das Unternehmen die Kundenerwartung erfüllt oder übertroffen hat (Venzin et al., 2012, S.32).

Aus der Kundenperspektive sollte die Gesundheits- und Medizintechnik AG anstreben für den Kunden das beste Preis-Leistungsverhältnis und die höchste Qualität bieten zu können. Des Weiteren sollten die Kunden mit der Betreuungsqualität zufrieden sein oder im besten Fall sollte diese sogar übertroffen werden. Zusätzlich sollte die Gesundheits- und Medizintechnik AG aus Kundensicht die höchste Qualität und Zuverlässigkeit bieten.

4.2 Festlegung Ziele, Kennzahlen, Vorgaben und Maßnahmen

Finanzielles Ziel:

Verbesserung der Stabilität des Jahresabschlusses in den einzelnen Abteilungen um 5 % zum Ende des Geschäftsjahres.

➔ Umverteilung der Marketingkosten auf die VPs

Internes Geschäftsprozess Ziel:

Steigerung der Kundenbindung messbar durch Mehrfachkäufe um 50% bis zum Ende des Geschäftsjahres.

11

> → Auswählen des Key Account Managements nach Empathie und Verkaufserfolgen
>
> → Key Account Manager intensiv im Bereich Psychologie schulen

Lern- und Entwicklungsziel:
Mitarbeitermotivation im Bereich Lernen um 10% bis zum Ende des Geschäftsjahres steigern.

> → Anreizsysteme in Form von gemeinsamen, teambildenden Unternehmungen einführen

5 Unternehmensethik

In der folgenden Aufgabe wird der Skandal des Versicherungsunternehmens Ergo dargestellt.

5.1 Praxisbeispiel

Im Jahr 2011 wurde der Sex Skandal der Versicherungsfirma Ergo bekannt gegeben, bei dem die Vertriebsmitarbeiter der Firma nach Budapest in die Gallert Therme eingeladen wurden in der ihnen dann 100 Prostituierte zur Verfügung gestellt worden. Der Skandal ereignete sich im Jahr 2007 und war den Berichten zu Folge schon lange vor der Reise ausführlich vorbereitet worden. Drei leitende Mitarbeiter der Firma seien vorab schon einmal nach Budapest geflogen, um die Party vorzubereiten. Die Prostituierten waren mit verschieden farbigen Bändern gekennzeichnet. Für die besten Vertriebsmitarbeiter wurden die attraktivsten Frauen mit einem Bändchen gekennzeichnet. Zusätzlich wurden die Frauen nach jeder Dienstleistung mit einem Stempel versehen.
Jürgen Klopp der zu dem Zeitpunkt einen Vertrag mit der Firma hatte, um Motivationsvorträge zu halten ließ seinen Vertrag kurz nach Bekanntgabe des Skandals ruhen.

5.2 Unternehmenswerte

Die Firma Ergo stellt auf ihrer Homepage einige Werte in verschiedenen Themenbereichen vor. Unter anderem wirbt sie mit ihrem Verantwortungsbewusstsein beim Verkauf von Versicherungen. Des Weiteren stellt sich die Firma als sehr Umweltbewusst dar vor Ort und auch Europaweit. Hinzukommt, dass Ergo sich als zukunftsorientiert und innovativ darstellt. Des Weiteren werden die Werte Freiheit, Unterstützend, Wertschätzend fair und transparent groß geschrieben.

5.3 Wertebruch

Im Vergleich zu den Ereignissen der „Party Total" wie der Skandal in verschiedenen Medien beschrieben wird sind die Werte der Firma Ergo gerade in Bezug auf fair und wertschätzend moralisch stark zu hinterfragen, bei der Unterstützung von Prostitution, die sich als Sexarbeit gegen Entgelt definiert und ein Frauenbild darstellt, welches nicht als wertschätzend oder fair gilt kann nicht in Zusammenhang mit den Unternehmenswerten der Firma Ergo gebracht werden. Hinzu kommen die Werte Freiheit und Transparent. Da die Reise nicht von Beginn an offen gelegt wurde stimmt dies mit dem Wert Transparenz nicht überein. Hinzukommt, dass Prostituierte nicht gerade als freie Personen gelten, da man sich sicher sein kann, dass dieser Beruf nicht ausgeübt werden würde, wenn die Frauen sich frei fühlen würden oder die Freiheit hätten sich selbst zu verwirklichen und Berufe auszuüben, die sie wirklich mögen. Ein weiterer Wert der Firma ist es Leistung zu fördern. Wenn man die Ethik im Vergleich mit der Prostitution außen vorlässt, dann lässt sich dieser Wert als erfüllt betrachten, da unter den Mitarbeitern sicherlich auch reisende waren, die diese Party als Belohnung ansahen und für die diese Party als Motivation galt.

5.4 Konsequenzen

Die internen Konsequenzen des Sex Skandals in der Firma Ergo sind direkt nach dem Skandal das Aufstellen eines neuen Regelkatalogs und eines Verhaltenskodex sowie das Erstellen einer Arbeitsgruppe, die sich mit dem weiteren Verfahren mit der Abteilung Hamburg-Mannheim, die für die Organisation der Party verantwortlich war auseinander

13

gesetzt hat (Süddeutsche, 2011). Des Weiteren wurden strenge compliance Richtlinien eingeführt.

Die externen Konsequenzen werden im Jahr 2016 deutlich, in dem sich ein Ex-Mitarbeiter sowie der Geschäftsführer einer Eventfirma vor dem Hamburger Landgericht verantworten müssen, da die Ausgaben der Sex Party über 52.000 Euro lagen und diese nun der Veruntreuung bezichtigt werden.

Des Weiteren kündigte Ergo nach dem Sexskandal eine interne radikale Neuausrichtung an. Zudem entstand nach der „Party Total" eine hohe Fluktuation in der Chefetage des Unternehmens und ein Stellenabbau von 4000 Arbeitsplätzen. Zudem sind die Einnahmen Stand 2016 um 1% pro Jahr zurück gegangen (Spilcker & Stephan, 2016).

6 Literaturverzeichnis

Behnam, M., Gilbert, D. U. & Kreikebaum, H. (2011). *Strategisches Management* (7., vollst. überarb. Aufl). Stuttgart: Kohlhammer.

Haake, K. & Seiler, W. (2012). *Strategie-Workshop. In fünf Schritten zur erfolgreichen Unternehmensstrategie* (2., überarb. und aktual. Aufl). Stuttgart: Schäffer-Poeschel.

Hinterhuber, H. H. (2004). *Strategische Unternehmungsführung* (7., grundlegend neu bearb. Aufl). Berlin: De Gruyter.

Kaplan, R. S., Norton, D. P. & Horváth, P. (2001). *Die strategiefokussierte Organisation. Führen mit der balanced scorecard.* Stuttgart: Schäffer-Poeschel.

Kotter, J. P. (2015). Die Kraft der zwei Systeme. *Harvard Business Manager* (Spezial), 80-93.

Reisinger, S., Gattringer, R. & Strehl, F. (2013). *Strategisches Management. Grundlagen für Studium und Praxis.* München: Pearson.

Schuhmann, O. (2018). *Studienbrief Strategische Unternehmensführung 2.* Rev.20.029.000. Saarbrücken: Deutsche Hochschule für Prävention und Gesundheitsmanagement.

Spilcker, A. & Stephan, S. (2016). Party Total(schaden). Politik und Gesellschaft. *Focus Magazin, 27.*

Süddeutsche Zeitung (2011). Konsequenzen des Ergo Skandals. Es wird eng für Herrn Kaiser. *Süddeutsche Zeitung.*

Venzin, M., Rasner, C. & Mahnke, V. (2010). *Der Strategieprozess. Praxishandbuch zur Umsetzung im Unternehmen* (2., erw. Aufl). Frankfurt am Main [u.a.]: Campus- Verl.

Welge, M. K. & Al-Laham, A. (2012). *Strategisches management. Grundlagen prozessimplementierung.* [S.l.]: Gabler.

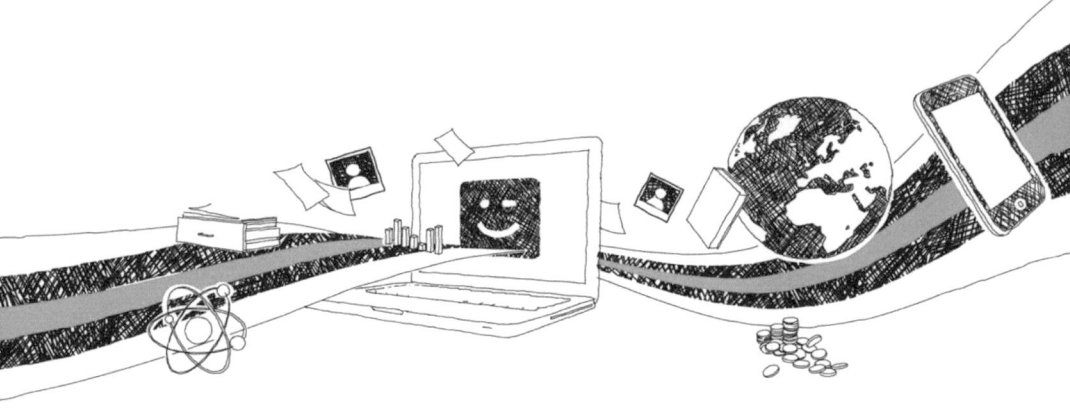
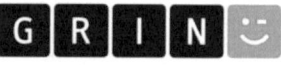